Kimberley Vanessa Hie

In den Fängen der Psychiatrie

Kimberley Vanessa Hietzig

In den Fängen der Psychiatrie

Der lange Weg zur Autismus Diagnose

Sachbuch
Biografien & Erinnerungen

Buchschmiede

Druck und Vertrieb im Auftrag von Kimberley Hietzig:
Buchschmiede von Dataform Media GmbH, Wien
www.buchschmiede.at – Folge deinem Buchgefühl!

Besuche uns online

ISBN:
978-3-99152-102-0 (Softcover)
978-3-99152-101-3 (E-Book)

PRINTED IN AUSTRIA

Für Mama und Papa

Vorwort:

Hallo, mein Name ist Kimberley, aber meine Familie und Freunde nennen mich Kimbi. Ich wurde im August 1999 in der bayerischen Landeshauptstadt München geboren und verbrachte meine ersten 10 Lebensjahre im Münchner Umland. Mit knapp 11 Jahren bin ich dann mit meiner Mama, meinem Papa und meiner ersten Labrador-Hündin Jessi nach Tirol gezogen.

Das ich „anders´´ bin und auch „anders´´ fühle, habe ich schon als Schulkind gespürt. Mit 7 Jahren kamen die ersten Ängste ins Spiel und in der Grundschule wurde es dann immer schwieriger für mich, mit Mitschüler:innen, aber auch mit Niederlagen, umzugehen.

Im Dezember 2010 veränderte sich mein Leben dann schlagartig! Was soll ich sagen: Wie fühlt man sich wohl als 11-jähriges Kind, wenn man mit der Polizei und der Rettung abends bei Schneeverwehungen in den geschlossenen Teil einer Erwachsenenpsychiatrie eingewiesen wird und das Leben für einen Moment stillsteht…

Hätte ich damals gewusst, dass ich heute hiersitze, einigermaßen selbstbewusst bin, über ein Jahrzehnt Psychopharmaka-Erfahrung habe und ganz stark aus der schwierigsten Zeit meines Lebens hervorgegangen bin, dann hätte ich mich in diesen Zeiten schon zurücklehnen können. Aber das war zu Beginn der 2010er-Jahre alles andere als realistisch.
Nachdem ich den 2-tägigen Psychiatrie-Aufenthalt in der geschlossenen Abteilung irgendwie überstanden hatte, vollgestopft mit Beruhigungsmitteln und den Silvesterabend 2010 auf 2011 mit meinem Papa im Kinderkrankenhaus verbracht habe, kam auch schon 6 Wochen später der erste Aufenthalt in der Kinder- und Jugendpsychiatrie in München. An Schule war seit Monaten nicht mehr zu denken. Die Fahrt zur Klinik nach München war schrecklich. Ich wusste nicht genau, was jetzt wirklich passieren würde und hatte furchtbare Angst. Meine Mama, mein Papa und einer meiner Cousins hatten wirklich große Mühe, mich zu beruhigen. Das erwies sich aber als unmöglich. Im Schneesturm erreichten wir die Kinderpsychiatrie. Mein Herz klopfte so laut und ich zitterte am ganzen Körper. Was passierte eigentlich da gerade? Es ging alles so unfassbar schnell. Ich wurde auf der Station aufgenommen und brach kurz danach in Tränen aus. Ich hatte solche Angst. Unsicherheit hoch 100!
Als Mama, Papa und mein Cousin gehen mussten, schrie ich wie am Spieß, wie viele Kinder hier auf der Station es

ebenfalls taten. Es war ein Moment der totalen Hilflosigkeit. Ich konnte nichts tun. Meine Eltern konnten nichts tun. Ich war allein. Die erste Nacht dachte ich, ich sterbe an Heimweh. Mein mit Tränen übersätes Gesicht drückte ich an meine Kuscheltiere, die nach Mama rochen. Ich wollte einfach nur nach Hause, zu Mama, Papa und zu Jessi, meiner Labrador-Hündin. Der Schmerz war groß. Plötzlich lag ich einfach im Bett der Kinderpsychiatrie in München und fiel mit Blaulicht-Geräuschen, die ich draußen wahrnahm, in den Schlaf. Am nächsten Morgen wurde ich und meine Zimmernachbarin um 06:30 Uhr geweckt. Ich musste zur Blutabnahme und zum Wiegen und in der Morgenrunde mussten alle ihre Gefühle beschreiben und schildern, wie es ihnen ging. Die Sonne ging gerade über München auf, als wir uns alle im Speisesaal eingefunden hatten. Der Großteil der Patient:innen hier waren Mädchen, nur ein ganz kleiner Teil waren Jungs.
Alle Altersgruppen waren vertreten. Die Jüngsten waren 7 Jahre und die Ältesten standen kurz vor der Volljährigkeit. Ich gehörte mit meinen damals 11 Jahren also eher zu den jüngeren Patient:innen. Dann begann auch schon der Alltag auf der Station mit Klinikschule, Therapien etc....
Das Mittagessen war um 12:00 Uhr und danach hieß es Zimmerruhe bis 15 Uhr. Die Auszeit verbrachte ich mit malen, Musik hören und entspannen. Am Nachmittag war immer Besuchszeit. Ich freute mich so sehr, Mama und Papa wiederzusehen. Am Abend war ich wieder allein. Und schon war ich voll angekommen im bunten, aber doch traurigen Stationsleben. An den Gang erinnere ich

mich noch gut. Neben der schweren Glastür, durch die man die Station betrat, lag das Stationszimmer, in dem sich die Pfleger:innen aufhielten. Bunte Puzzlestücke aus Moosgummi mit Fotos der Betreuer:innen zierten die Tür. Ich musterte sie genau. Die Pfleger:innen, auch PED´s genannt (steht für Pflege-Erziehungsdienst), sahen alle recht jung aus. Nur eine Dame wirkte schon etwas älter. Sie war die Stationsleiterin. So verging also die Zeit auf der Station und es wurde Frühling. Obwohl mir die Zeit sehr lang vorkam, vergingen die Wochen relativ schnell. Im April 2011 wurde ich dann entlassen. Fast drei Monate verbrachte ich auf der Station.

Zuhause zu sein war wunderschön und ich genoss die Freiheit in vollen Zügen. Endlich konnte ich wieder mit meinen Nachbarsfreunden spielen und Spaß haben und der Schulbesuch war wieder möglich. Im Sommer 2011 organisierte ich sogar ein Filmprojekt. Das war damals mein Spezialinteresse, wie es ja oft bei Autist:innen vorkommt. Ein Italien-Urlaub war auch möglich und alles war so schön und perfekt. Ich besuchte dann bis Februar 2013 weiterhin erfolgreich das Gymnasium, aber dann kamen meine Ängste, Zwänge, Depressionen und Aggressionen wieder stark ins Spiel.

Es kam, wie es kommen musste: Ich wurde zum zweiten Mal in die Kinder- und Jugendpsychiatrie nach München gebracht und verbrachte dort den längsten Klinikaufenthalt in meiner Krankenhausgeschichte.

5 Monate kämpfte ich mich wieder durch. Es gab Höhen und Tiefen, Ärger, viel Streit und die ersten Anzeichen von einer Autismus-Spektrum-Störung....

Der zweite Aufenthalt erwies sich demnach als viel schwieriger, weil es zu den ersten Auseinandersetzungen zwischen mir und den Therapeut:innen und meinen Eltern und den Therapeut:innen kam...
Autismus-Experten wissen, dass das Asperger-Syndrom bei Jungen viel leichter zu diagnostizieren ist als bei Mädchen. Heutzutage erscheint das logisch, aber damals hatte niemand irgendeine Ahnung, was ich für ein Problem hatte...
So erteilte mir damals meine Psychiaterin „Lachverbot´´! Ja, was komisch und witzig klingt, war harte Realität! Autist:innen haben manchmal ein unangebrachtes Lachen, was die Therapeut:innen aber in den falschen Rachen bekamen. Sie waren der Meinung, ich würde alle immer auslachen. Das war natürlich nicht wahr! Ich hatte oft ein Bild vor Augen oder stellte mir etwas bildlich vor, was mich zum Lachen brachte, aber ich habe niemals jemanden ausgelacht!!! Anscheinend war Lachen also hier nicht gestattet!?
Die Therapeut:innen zwangen mich auch immer zu Sachen, die ich nicht wollte oder mir Angst einjagten. Zum Beispiel allein in die Stadt zu gehen, etwas zu kaufen, öffentliche Verkehrsmittel herzunehmen und ein Beweisbild von mir zu machen. Auch Dinge, wo man eigentlich meinen möchte, sie seien Privatsache, wurden unter Zwang befohlen, wie zum Beispiel das Schminken. Die Mädels auf der Station liebten es sich zu schminken und stundenlang beim Stationsausflug shoppen zu gehen, aber ich war sichtlich angespannt. Ich konnte das Gefühl der Schminke in meinem Gesicht nicht ertragen. Das interessierte aber die Psycholog:innen wenig und so

folgten noch weitere unangenehme Dinge. Als ich einige Zeit lang Angst vor Insekten hatte, setzten sie mir die Ameisen ins Bett und als ich Angst vor Wasser hatte, wurde es über meinem Kopf ausgeschüttet. Die Zeit war geprägt von Konfrontations-Therapien, verbalen Kämpfen und viel Ärger und Stress für alle Parteien. Dabei hätte doch alles so einfach sein können, hätte man nur gewusst, was wirklich mit mir los war...
Insgesamt dreimal war ich in der Kinder- und Jugendpsychiatrie in München. Das war jeweils im Frühling 2011, 2013 und 2014. Zweimal war ich in der Kinder- und Jugendpsychiatrie in Tirol. Herbst 2013 und Sommer 2015. Dann wurde ich gegen meinen Willen in eine therapeutische Jugendwohngruppe in Innsbruck gesteckt. Die Jugendlichen dort waren zwar sehr nett zu mir und wir hatten auch oft Spaß zusammen, aber ich würde lügen, wenn ich sage, dass ich gern dort war. 2018 folgten nochmals zwei Klinikaufenthalte in Tirol und in Garmisch-Partenkirchen, aber niemand hatte in den 8 Jahren von 2010-2018 irgendwas „Auffälliges´´ bemerkt. Das mit Abstand schlimmste Thema für mich war, dass meine Eltern für ALLES immer die Schuld bekamen! Das brodelte in mir über Jahre! Jeder spürte die enorme Wut in meinem Bauch, aber keiner war sich seiner Schuld bewusst. Und damit spreche ich gezielt die Therapeut:innen an! Jeder, aber wirklich jeder, war immer der Meinung, dass meine Eltern mich in meiner Entwicklung zurückhalten würden. Es war eine furchtbare Zeit, und als ob nicht eh schon alles schwierig genug gewesen wäre, machten sie uns das Leben noch komplizierter!

Wir mussten uns so einige Gemeinheiten anhören und wurden immer „in eine Schublade gesteckt´´! Manche Köpfe wurden knallrot vor Wut, meiner und deren meiner Eltern nicht ausgeschlossen. Es wurde debattiert, rebelliert und gestritten.
Und wenn ich nicht sofort etwas gemacht habe, was sie von mir wollten, wurde mit irgendetwas gedroht. Ich hätte mir auch niemals gedacht, dass Psycholog:innen und Co. teilweise so arrogant, vollkommen empathielos und bestimmend sein könnten.
In manchen Momenten habe ich mir echt gedacht, ich will einfach nur fliehen, irgendwohin, wo ich meine Ruhe habe und mich kein Fachpersonal überwachen kann. Einfach weg, nur weit weg! Manche Sätze sind mir leider sehr im Gedächtnis geblieben und die Wut sitzt bis heute tief in mir. Ich möchte hiermit zeigen, wie es wirklich in Psychiatrien und Wohngruppen ausschauen kann und welche Sätze wirklich gefallen sind...
Die schlimmsten Vorwürfe meinen Eltern und mir gegenüber waren:

„Hätte deine Mutter nicht alles falsch gemacht, wärst du jetzt nicht hier!´´

oder

„Du bist genauso verrückt wie alle Anderen hier!´´

oder
„Dein Papa will dich nicht mehr haben!´´

oder

„Du bist eine Schande für die Familie!´´

Als normal-sterblicher Mensch kann man sich vielleicht diese enorme Wut nach diesen Aussagen gut vorstellen. Ich hätte sie alle in der Luft zerreißen können!
In diesen Momenten war ich im Ausnahmezustand!
Mir ging es psychisch miserabel, denn meine Ängste, Zwänge, Depressionen und Aggressionen überhäuften sich. Und als dann auch noch solche Aussagen fielen, war das Feuer endgültig entfacht! Wie oft hatte ich den Psychiater:innen und Pflegekräften versucht beizubringen, dass ICH einfach anders bin. Anders als die anderen Jugendlichen!
Aber sie beharrten auf ihren therapeutischen Standpunkt, dass sie mir und meiner Familie nichts glaubten und uns Sachen vorwarfen, die lächerlich und absurd waren!
Ich versuchte, mich anzupassen und „spielte´´ sehr gut das „relativ normale Mädchen.´´ Jeder dachte, ich wäre nur hier in den Kliniken „gesund´´ und Zuhause würde ich wieder ins kranke Verhaltensmuster zurückfallen. Ich überspielte sämtliche Gefühle, aber die Wut im Bauch auf die Therapeut:innen war da, mehr als da!
Wenn ich dann endlich daheim war, fühlte ich mich wieder frei und konnte machen, was ich wollte. Schaukeln, Musik hören und mit meinem Hund spielen...

Auch nach der Schule brauchte ich Zuhause immer wieder meine Ruhe und wollte nicht meine Hausaufgaben machen, bis ich am Abend müde über den Englischbüchern eingenickt bin.
Die vielen Eindrücke waren schwer zu verarbeiten, obwohl nie etwas Schlimmeres in der Schule passiert ist. Die meisten waren mir gegenüber verständnisvoll. Nur ein paar konnten nicht mit meiner komischen, autistischen Art umgehen und lästerten. Ich hatte auch oft Panikattacken in der Schule. Mir war immer schwindelig und ich dachte, ich würde ohnmächtig werden. Aber das war zum Glück nie der Fall! Obwohl ich im Gymnasium viel gelernt und eine gute Allgemeinbildung erworben habe, war es für mich im Nachhinein nicht sinnvoll. Der ständige Druck und die vielen Hausaufgaben machten mich fertig! Ich wechselte auch oft die Schulen, weil ich immer dachte, es sei dort besser oder dort oder dort...
Aber es war überall dasselbe. Ich konnte einfach nicht. Ich hatte Angst vor den Lehrern, vor den Mitschüler:innen und vor den Pausen, in denen ich allein mein Pausenbrot aß. Meine Mitschüler:innen forderten mich oft auf, mit Ihnen was zu machen, aber ich wollte eigentlich nur nach Hause und meine Ruhe haben.
Eine Psychotherapeutin stellte mich 2016, als ich gerade mal wieder in psychologischer Behandlung war, vor allen Jugendlichen zur Rede, warum ich denn eigentlich mit meinen Kopfhörern und meinem IPod nur im Zimmer sitze, nichts mit den Jugendlichen unternehme und keinerlei Empathie zeige.
Im Nachhinein frage ich mich, ja warum wohl?!

Warum werde ich wohl keine bzw. wenig Empathie für die Anderen und ihre Probleme haben und warum sitze ich wohl am liebsten alleine im Zimmer?
Weil ich Asperger-Autistin bin!!! Obwohl ich es damals noch gar nicht offiziell wusste!
Natürlich ist mir auch bewusst, dass das nicht bei jedem Autist bzw. jeder Autistin der Fall sein muss, aber bei mir war es so! Und damit bin ich bestimmt nicht allein.
ASS (AUTISMUS-SPEKTRUM-STÖRUNG) ist eben ein Spektrum. Jeder ist anders und bei jedem treten unterschiedliche Verhaltensmuster oder Besonderheiten auf.

Aber jetzt kommen wir zum positiven Teil. Den Teil, an den meine Mama von der ersten Stunde an geglaubt hat. Aber dazu müssen wir nochmal ein paar Jahre zurückschauen...
Es war Dezember 2018, als ich noch Patientin in der Tagesklinik in Garmisch-Partenkirchen war. Ich wechselte nach meinem stationären Aufenthalt dort direkt in die Tagesklinik. Der Chefarzt hatte meine Eltern zum Beratungsgespräch geladen. Ich wartete
auf der Treppe schon gespannt auf das Ergebnis des Gespräches. Als meine Eltern positiv gestimmt mich abholten, war ich sehr überrascht. Endlich mal ein Gespräch was gut verlaufen ist? Meine Eltern erzählten mir, dass der Chefarzt mich auf ASS testen lassen möchte. Ich hatte schon lange zuvor überlegt, ob es nicht ASS sein könnte, also freute ich mich auf die Diagnostik, die im Frühjahr/Sommer 2019 beginnen sollte.

Da ich im Dezember in der Tagesklinik auch ein neues Medikament bekommen hatte, ging es mir von Monat zu Monat besser und ich war bereit für die ASS-Diagnostik.
Ich begann im Juni 2019 damit, die ersten Fragebögen auszufüllen.
Es war eine lange und intensive Arbeit mit über 40 Diagnostik-Stunden.
Außerdem war es Hochsommer und der Ventilator und meine Flasche Eistee auf dem Tisch halfen mir, durchzuhalten und alle Fragen genauestens zu beantworten.
Leider ist genau in dieser Zeit der Diagnostik, nämlich am 08. August 2019, meine erste Labrador-Hündin Jessi gestorben. Sie hatte seit Ende 2017 Diabetes und zum Schluss kostete sie der Leberkrebs das Leben! Dies war das schmerzhafteste Gefühl, das ich in meinen damals 20 Jahren erfahren musste. Plötzlich war da kein Hund mehr, der mich jeden Morgen weckte und mit einem Schwanzwedeln empfing. Für ein paar Wochen fiel ich in ein tiefes Loch. Es war unheimlich leer im Haus! Alles kam mir vor wie hinter einem schwarz-weiß-grauen Farbfilter. Depressionen und tiefe Trauer hüllten mich ein. Erstmal wollte ich keinen Hund mehr haben. Ich dachte, Jessi sei mir böse, wenn ich mir wieder einen Hund hole.
Unser Nachbar hatte mir zwei kleine Hasen-Babys einen Tag vor Jessis Tod geschenkt.
Ich nannte sie Stella und Luna. Aber ein Hase ist eben kein Hund, das merkte ich schnell, obwohl die zwei Häsinnen sehr süß waren.
Die Tabletten hielten meinen psychischen Zustand zwar weit über Wasser, aber mein Herz zerbrach trotzdem,

wenn ich an Jessi dachte. Am Morgen ihres Todestages kam sie nochmal in mein Zimmer und legte sich bei mir auf den flauschigen Boden.
8 Stunden später mussten wir sie erlösen und über die Regenbogenbrücke gehen lassen.
Dann wurde es langsam Herbst und ich begann wieder mit dem Lernen, weil ich in den nächsten Jahren meine Schulabschlüsse nachholen wollte. Und ich war ja eigentlich mit meinen 20 Jahren schon viel zu alt für die Schule.
Nach 2 Monaten ohne Hund im Haushalt, im Oktober 2019, war klar, ich brauche wieder einen Hund! Als ich bei einer Sitzung der „Tiergestützten Therapie´´ war, konnte ich nicht länger warten. Ich war nicht die Kimbi, die ich mit einem Hund war. Einen Tag später fuhr ich mit Mama und Papa ins Allgäu, um mir eine Labradorzucht anzuschauen. Als wir dort ankamen, sah ich schon die kleinen Welpen auf mich zulaufen. Es war der schönste Moment, den ich nach Jessis Tod wieder verspürte. Ich verliebte mich sofort in die kleine Labrador-Hündin Nelly. Sie hatte kein blondes Fell wie Jessi. Sie war fuchsbraun. Mir war sofort klar, das ist mein zweiter Hund! Diese kleine Maus zauberte mir jeden Tag ein Lächeln ins Gesicht, obwohl sie meinen Eltern und mir schlaflose Nächte bereitete.
Dieser Welpe brachte mich und meine Familie wieder zum Lachen und erwies sich sofort als privater Therapiehund für mich. Ich sah Jessi in Nelly weiterleben. Es war so schön, wieder einen Weggefährten zu haben.

Drei Wochen nach Nellys Ankunft, kam endlich der Briefumschlag mit dem Diagnostik-Ergebnis bei uns Zuhause an. Zwischen Welpen-Decken, Spielzeug und Hundekeksen öffnete ich mit meinen Eltern gespannt das Kuvert.
Und dann war es offiziell. Ich erhielt die Diagnose: Asperger-Syndrom!
Seit diesem Moment hat sich mein Leben zum Guten gewandelt und um 95 Prozent verbessert. Mit der richtigen Medikamenten-Dosierung ist es mir gelungen, all meine Schulabschlüsse nach und nach erfolgreich abzuschließen. Das war ein super Gefühl.
Dann begann ich im April 2022 damit, einen eigenen Social-Media-Account von mir und meinem Hund zu erstellen. Dadurch wurde ich von meiner großen Schwester inspiriert, die selbst Influencerin ist.
Das macht mir bis heute sehr viel Spaß! Beruflich möchte ich weiterhin auf jeden Fall etwas mit Hunden machen. Da ich Hunde liebe, ist mir das eine Herzensangelegenheit.
Wenn ich dann zurückdenke, wie es noch vor 10 Jahren war, bin ich über meine Entwicklung sehr glücklich. Ich kann wieder einigermaßen gut leben und genieße meine Volljährigkeit und Freiheit in vollen Zügen.

Ich habe mich bewusst dazu entschieden, nur noch das zu tun, was mich nicht stresst und wobei ich mich wohl und sicher fühle. Ich werde niemals mehr zulassen, dass ich mich von Therapeut:innen erpressen lasse. Ich habe meinen Weg als Asperger-Autistin gefunden und auch, wenn es mir mal nicht so gut geht, bin ich froh, dass sich alles so zum Guten gewandelt und sich vieles zum Positiven entwickelt hat. Dafür bin ich sehr dankbar. Das zeigt uns doch, dass es im Leben immer bergauf gehen kann und Therapeut:innen nicht immer richtig liegen müssen. Auch als Autist oder Autistin kannst du die Welt jeden Tag ein bisschen besser machen! Du musst nur fest daran glauben!

Eure Kimberley im Frühling 2023

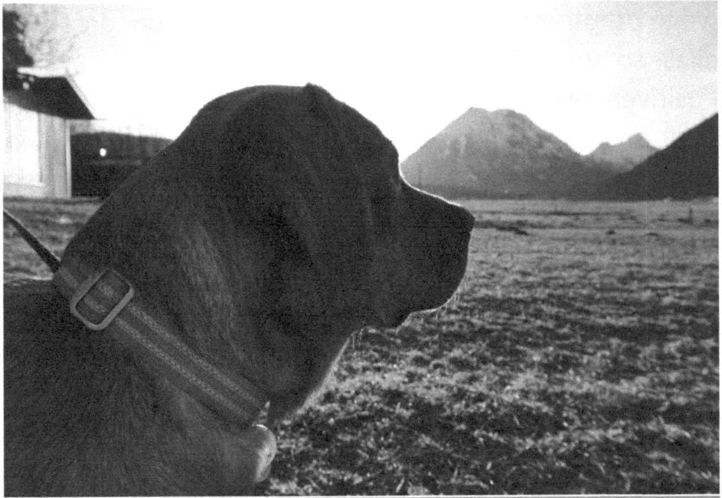

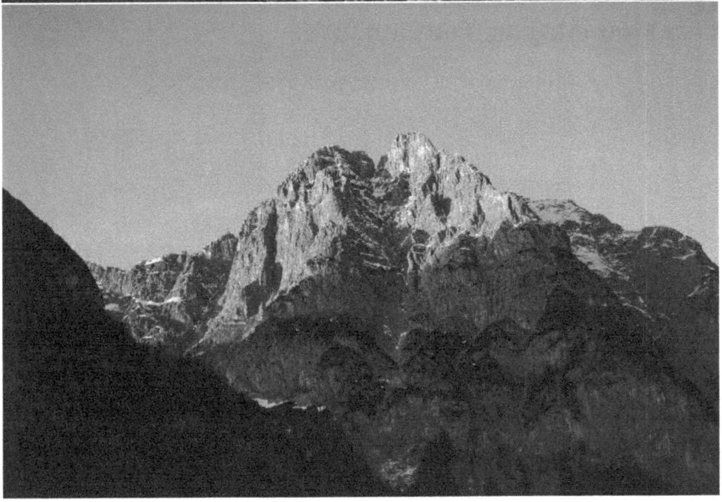

Es gibt Berge, über die man gehen muss, sonst geht der Weg nicht weiter!

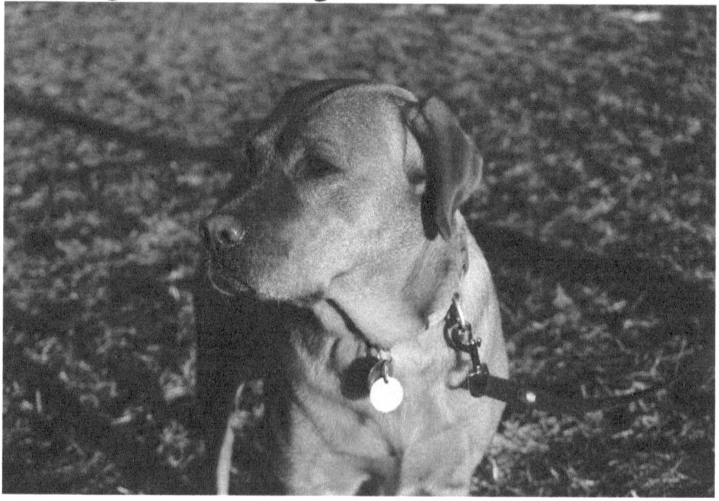

Ich drehe mich nie um, und wenn, dann nur, um Anlauf zu nehmen!

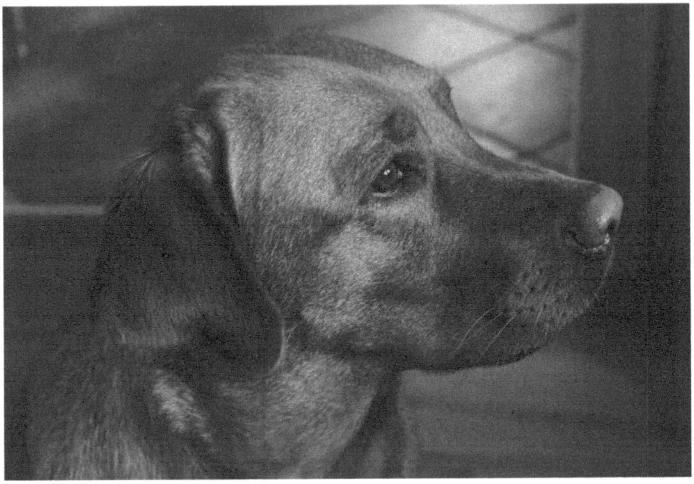

Mit dir ist das Leben doppelt so schön!
Mit dir lass ich mich gerne fallen!
Mit dir verfliegt die Zeit wie im Wind!
Mit dir sehe ich alles gelassener!
Mit dir macht alles noch mehr Spaß!
Mit dir wird jeder Urlaub zum Abenteuer!
Mit dir ist meine Seele glücklich!

Du bist mein Herzenshund, für immer!

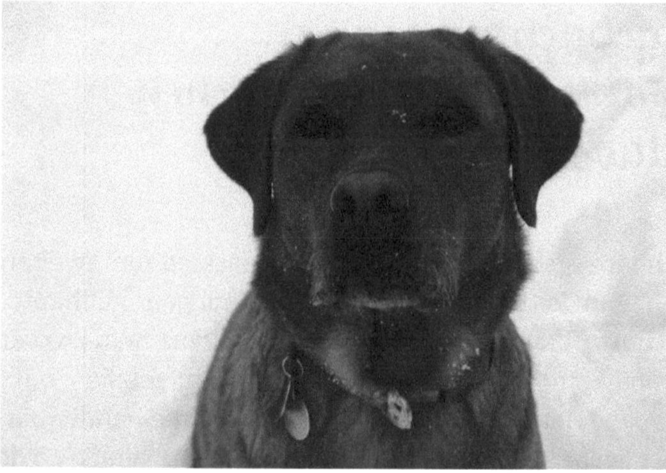

An alle tollen Hunde da draußen, die uns jeden Tag aufs Neue verzaubern, danke für alles! Ihr macht unser Leben bunter und erfüllt es mit Zufriedenheit!
Danke an meine Hundemädchen Jessi (*2007 bis +2019) und Nelly *2019.

Tagebuchauszug Kinderpsychiatrie München Mittwoch, 29.05.2013:

„Ja, heute sind es genau 13 Wochen, dass ich zum zweiten Mal hier in der Klinik bin. Sonst ging es mir ganz gut heute. Die Kunsttherapie war sehr gut, da ich mit meinem Projekt weitergekommen bin. Frau XY ist sofort aufgefallen, dass ich wegen dem aktuellen Thema total durcheinander bin. Dann war wieder das Ferienprogramm heute. Wir mussten Müsli-Schalen bemalen. Dann war das Elterngespräch mit meiner Ärztin Frau XY und mit dem Oberarzt Herrn XY. Ich durfte wie immer nicht dabei sein! Von 13:00-14:00 Uhr war wieder Entspannungstherapie in der Turnhalle. Aber ich konnte mich eh nicht entspannen, also habe ich den Regen, der auf das Fenster prasselte, beobachtet. Das hat mich beruhigt. Am Nachmittag kam mich Mama dann besuchen und wir sind in die Stadt gefahren. Ich bin Waveboard gefahren und habe wieder Musik auf meinem neuen IPod gehört. Am Abend haben mich die Betreuer:innen wieder geärgert und mich gezwungen, Haarspray und Lipgloss aufzutragen. Tolle Therapie! Ich habe dann aber so ein Theater gemacht und mir voller Angst den Lipgloss wieder abgewischt. Igitt!
War das ekelhaft! Ich will dieses ekelhafte Schminkzeug nicht auf meiner Haut spüren, verstanden!?

Dann musste ich mir auch noch einen Fingernagel lackieren. Zum Glück durfte ich mir die Farbe nach einer halben Stunde wieder runtermachen, bevor ich komplett ausgerastet wäre. Warum müssen die mich immer zu irgendetwas zwingen. Die wollen mich ärgern! Das ist doch alles nicht lustig! Ich will, dass sie mich alle in Ruhe lassen, endgültig! Und dann forderten sie mich und meine Zimmernachbarin auch noch zum spielerischen Kampf auf! Meine Zimmernachbarin kitzelte mich, dann rannte ich ins Bad, um mich vor den Betreuer:innen zu verstecken, aber Herr XY hatte natürlich einen elektronischen Schlüssel und kam somit gleich ins Badezimmer. Ich wusste aber genau, wenn ich jetzt rausgehe, dann kitzeln sie mich wieder alle. Also habe ich gewartet, was passiert. Als ich nach 2 Minuten immer noch nicht raus wollte, haben sie meine Zimmernachbarin an den Armen und Füßen gepackt und sie rausgetragen. Als der Aufzug dann genau auf unserer Station anhielt, wollten sie mit ihr wegfahren. Aber eine Ärztin kam aus dem Aufzug und hat uns nur ganz verwundert angeschaut. Herr XY und Frau XY lachten. Auch wir beide haben gelacht. Der spielerische Kampf war zu Ende! Ja, es war ja ganz lustig heute, ein bisschen Ablenkung tut mir immer gut. Aber ich verstehe halt nur nicht, dass die Pfleger:innen mich immer ärgern müssen. Merken die nicht, dass ich das nicht will!? Erst zwingen sie uns Kinder immer zu irgendetwas und dann machen sie einen auf Clown. Ich verstehe das nicht! Naja, jetzt gehe ich jedenfalls ins Bett und beende so meinen Tag auf der Station! Bis morgen, liebes Tagebuch...

Tagebuchauszug Kinderpsychiatrie München Montag, 03.06.2013:

Heute ging es mir so mittelmäßig. Schule war wieder okay, die Einzeltherapie mit Frau XY war auch ganz in Ordnung, aber danach war ich gedanklich wieder total verwirrt. Nach dem Mittagessen tanzten drei Mitpatient:innen und ich im Aufenthaltsraum und studierten unseren Tanz ein. Das hat mich wieder fröhlich gemacht. In der Zimmerzeit wollte ich dann aber wieder allein für mich Musik hören. Frau XY war heute endlich wieder netter zu mir. Da ich heute keinen Besuch bekam, geschah am Nachmittag sehr wenig. Heute wurden wir alle „gefilzt´´. Das war nicht so schön. Dann sind wir nur noch in den Therapiegarten gegangen und ich habe geschaukelt. Hui, war das cool! Da kamen ja gleich wieder Glücksgefühle auf. Jetzt war es richtig Sommer geworden, es hatte 25 Grad heute. Jetzt ist es 21:17 Uhr und draußen gewittert es. Ich habe vor ein paar Minuten mit Mama telefoniert, Zuhause ist alles gut. Ich werde jetzt noch in den Aufenthaltsraum gehen und mit den Anderen fernsehen. Wir schauen gerade jeden Tag diese coole Serie. Jetzt muss ich aber aufhören, zu schreiben, weil eine Mitpatientin reinkommt und weint. Vielleicht kann ich sie trösten, ich muss mal schauen, was sie hat. Also, bis morgen, liebes Tagebuch...

Tagebuchauszug Kinderpsychiatrie München Dienstag, 02.07.2013:

Heute ging es mir nicht so gut. Schule war leider sehr anstrengend und draußen war es schon am Vormittag richtig heiß. Bei der Sporttherapie am Vormittag schwitzte ich total und danach habe ich geschätzt einen Liter Wasser getrunken. Die Traumreise am Nachmittag von Frau XY war dann aber total schön. Herr XY sagte mir nach dem Mittagessen, dass meine Schwester heute leider nicht kommen kann. Aber ich wusste ja, dass ich sie in ein paar Tagen sehen würde. Am Nachmittag war dann wieder ganz viel los. Wir spielten Spiele, die Musik war die ganze Zeit an und die Jugendlichen wollten, dass ich etwas singe. Das war lustig! Den restlichen Nachmittag gingen wir nochmal in den Therapiegarten und schauten nach unserem Beet. Danach durften wir nochmal schaukeln und spielten auch noch Spiele im Garten. Am Abend grillten wir dann noch alle im Therapiegarten. Alle Ärzt:innen, Betreuer:innen und Patient:innen waren dabei. Ich freue mich schon so, wenn ich in 9 Tagen entlassen werde. Zum Glück ist der Tag doch noch gut ausgegangen. Und so beende ich wieder einen weiteren Tag in der Klinik. Morgen steht wieder viel an, aber ich hoffe, es wird nicht mehr so heiß werden wie heute...

Ein großes Dankeschön an:

Meine Mama Christiane

Meinen Papa Matthias

Meine große Schwester Saskia

Meine Tante Steffi

Danke, dass ihr mich über all die Jahre so tatkräftig unterstützt und begleitet habt. Ich bin so froh, dass ich Euch habe!
In Liebe Eure Kimbi